身边的科学真好玩

护士，
"讨厌"的天使

You Wouldn't Want to Live Without
Nurses!

第4辑

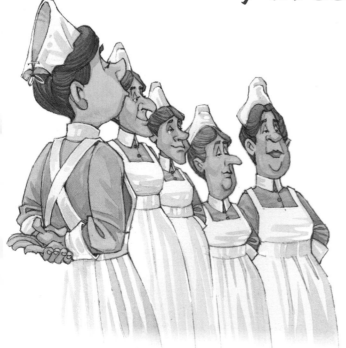

[英]菲奥娜·麦克唐纳　文
[英]大卫·安契姆　图
高　伟　译

时代出版传媒股份有限公司
安徽科学技术出版社

[皖] 版贸登记号：12161627

图书在版编目（CIP）数据

护士，"讨厌"的天使 ／（英）菲奥娜·麦克唐纳文；
（英）大卫·安契姆图；高伟译. --合肥：安徽科学技术出
版社，2017.4（2020.9 重印）
（身边的科学真好玩）
ISBN 978-7-5337-7146-1

Ⅰ.①护… Ⅱ.①菲… ②大… ③高… Ⅲ.①护
士-儿童读物 Ⅳ.①R192.6-49

中国版本图书馆 CIP 数据核字（2017）第 047122 号

You Wouldn't Want to Live Without Nurses! © The Salariya Book
Company Limited 2016
The simplified Chinese translation rights arranged through Rightol Media
（本书中文简体版权经由锐拓传媒取得 Email：copyright@rightol.com）

护士，"讨厌"的天使　　[英]菲奥娜·麦克唐纳　文 [英]大卫·安契姆　图 高 伟 译

出 版 人：丁凌云　　选题策划：张 雯 张 扬　　责任编辑：张 雯
责任校对：张 枫　　责任印制：廖小青　　　　　封面设计：武 迪
出版发行：时代出版传媒股份有限公司　　http://www.press-mart.com
　　　　　安徽科学技术出版社　　　　　　http://www.ahstp.net
　　　　　（合肥市政务文化新区翡翠路 1118 号出版传媒广场，邮编：230071）
　　　　　电话：（0551）63533330
印　　制：合肥华云印务有限责任公司　　　电话：（0551）63418899
（如发现印装质量问题，影响阅读，请与印刷厂商联系调换）

开本：787×1092　1/16　　　印张：2.5　　　字数：40 千
版次：2020 年 9 月第 3 次印刷

ISBN 978-7-5337-7146-1　　　　　　　定价：15.00 元

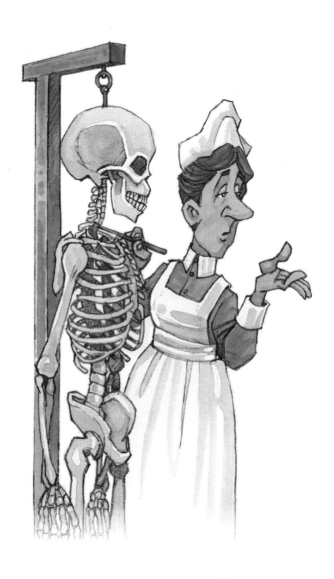

护士大事年表

公元前3000年左右— 公元100年

古时候，埃及、印度和希腊的祭司以及男仆都在寺庙里治疗病人，其中男仆人数最多。

500年左右— 1500年

修女及一些修道士在邻近教堂的医院照料垂死之人。伊斯兰慈善机构在穆斯林地区开办了医院。

1850年左右— 1880年

在美国，克拉拉·巴顿、多萝西娅·迪克斯及其他改革家呼吁改善医疗条件，加强对护士的培训力度。

公元前300年左右— 公元300年

男护士照顾战斗中受伤的罗马士兵。

1600年左右—1900年

在欧洲和美洲，富翁、宗教团体和慈善机构为地方私立医院捐款。修女和慈善机构工作人员探望病人和垂死之人。

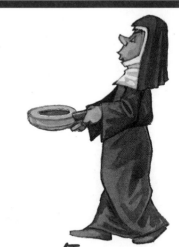

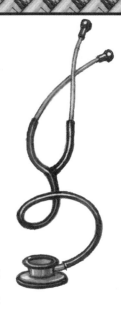

20世纪早期

多国政府颁布法律,管理护士登记制度。

1854—1860年

弗罗伦斯·南丁格尔改变了英国战地医院的护理方式,创建了世界上第一所正规的护士学校。

1960年

苏格兰一所大学首次开办护理专业学位课程。

1914—1918年以及 1939—1945年

在这两次世界大战中,成千上万的护士在战场上服务,赢得了广泛的热爱和崇敬。

1861—1865年

美国内战期间,南方军队和北方军队里都有未经训练的女性志愿护士,她们在战场上救助伤员。

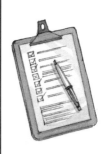

2015年

世界上有2000多万受过专业训练的护士为人们服务,其中至少75%是女性。

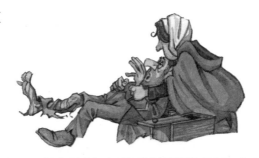

南丁格尔誓言

1893 年, 在美国的底特律, 护士教育开拓者莱斯特拉·格瑞特提出建议: 刚接受完专业训练的新护士应庄严宣誓, 承诺遵守护理行业的最高标准。为了纪念护理教育创始人南丁格尔, 格瑞特将誓言命名为《南丁格尔誓言》。如今, 全世界许多护士在参加毕业典礼时仍然会做出类似承诺。

下面便是格瑞特写的《南丁格尔誓言》的白话版:

今天, 在上帝及诸位面前, 我宣誓:
诚信做人,
忠于护士职守。

不做害己害人之事,
不给病人服用有害之药。

竭力维护和提高护理标准,
严守病人及家人的秘密。

我将与医疗同行精诚团结,
完成帮助病人康复的使命。
我发誓: 全心全意为人类造福。

每年的 5 月 12 日, 世界各地的人们还会纪念弗罗伦斯·南丁格尔, 这一天也是国际护士节。为什么是 5 月 12 日? 因为这一天是弗罗伦斯·南丁格尔的生日!

注: 中国国家教委高教司 [1991] 106 号附件四中的《南丁格尔誓言》
余谨以至诚,
于上帝及会众面前宣誓:
终身纯洁, 忠贞职守。
勿为有损之事,
勿取服或故用有害之药。
尽力提高护理之标准,
慎守病人家务及秘密。
竭诚协助医生之诊治,
务谋病者之福利。
谨誓!

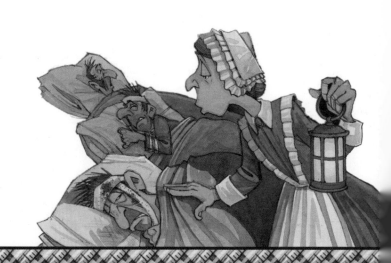

作者简介

文字作者：

菲奥娜·麦克唐纳，曾在英格兰的剑桥大学和东英吉利大学学习历史。她在中学和大学都教授过成人教育课程，撰写过许多部历史题材的儿童读物。

插图画家：

大卫·安契姆，1958 年出生于英格兰南部城市布莱顿。他曾就读于伊斯特本艺术学院，在广告界从业了 15 年，后来成为全职艺术工作者。他为大量非小说类童书绘制过插图。

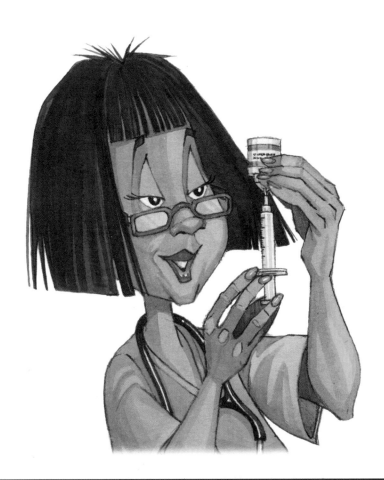

目　录

导　读

通常情况下,你总是身体健康,充满活力。但有一天,你却遇上了倒霉事。你从自行车上摔下来,撞破头不说,胳膊和腿也骨折了!你不得不住进医院,不过很快便会康复,也能回家了。你躺在病床上时,会想到照料你的护士,他们非常温和、耐心,对你精心呵护。他们为你做了很多事,帮助你尽快康复。想象一下,你不舒服的时候,如果没人照顾你,这将是多么可怕的事! 在这个世界上,护士的工作极其重要,他们每天都在帮助大量的人,为病人早日恢复健康而倾注心血!

喊护士来!

你在学校里有过这样的经历吗?突然患病,或是玩耍时摔倒受伤。如果有,那学校的护士可能就照顾过你。她给你清洗伤口,检查四肢有没有骨折,还会说一些友善的话语来安慰你。与世界上其他地方的护士一样,你学校的护士也受过专业训练,知道如何给病人做检查,判断病人该做什么治疗,并提供恰当的建议或治疗方案。每天,学校的护士都会以不同的方式帮助学生。

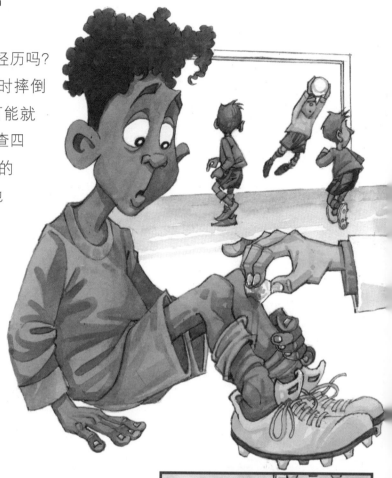

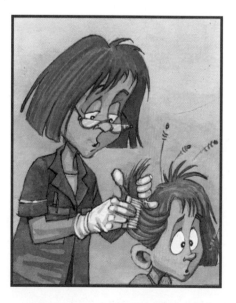

虱子是坏蛋! 虱子以吸人血为生,咬人后会使人发痒。护士在头发里搜寻虱子,找到后便把它们摁死,以免虱子到处传播感染其他人。

长高和增重: 学校里的护士会仔细记录你的身高和体重,检查你是否在健康成长。

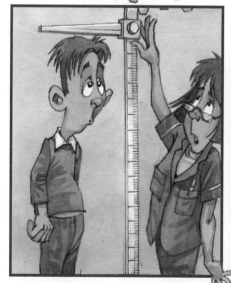

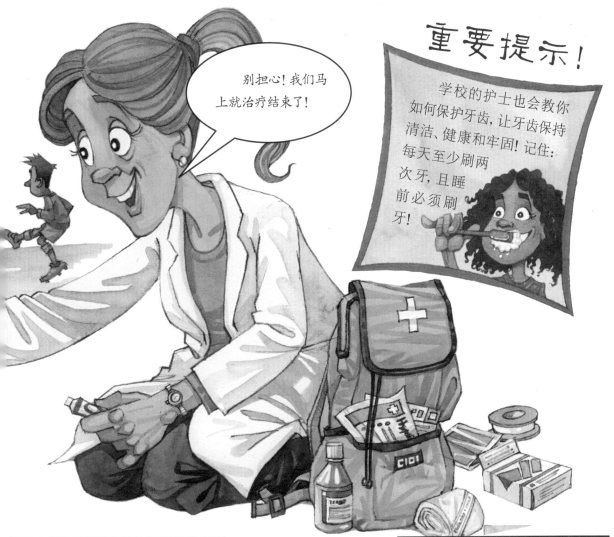

别担心! 我们马上就治疗结束了!

重要提示!

学校的护士也会教你如何保护牙齿, 让牙齿保持清洁、健康和牢固! 记住: 每天至少刷两次牙, 且睡前必须刷牙!

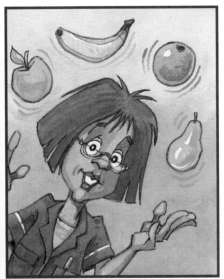

健康饮食, 保持健康。有营养的食物帮助身体生长和头脑发育。学校护士告诉你如何均衡饮食, 以便让身体发育到最佳状态。

日常药量: 如果你生病了, 必须吃药或使用吸入器时, 学校的护士会帮助你, 以确保你的用药剂量准确。

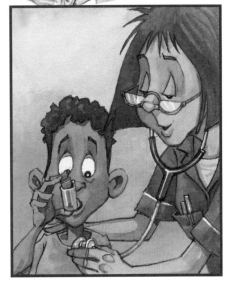

护理事业

学校护士只不过是专业护士的一类，护士的种类有很多。如今，护士接受的专业训练已经有 200 多种类型。无论护士在哪里工作，也不管他们的职责是什么，他们都有一个共同点：把照顾病人当成自己的事业。照顾病人，不仅需要心地善良（这肯定是必要条件），还需要有耐心、有毅力，心情愉快，真正关心病人，愿意做令人恶心的脏活。

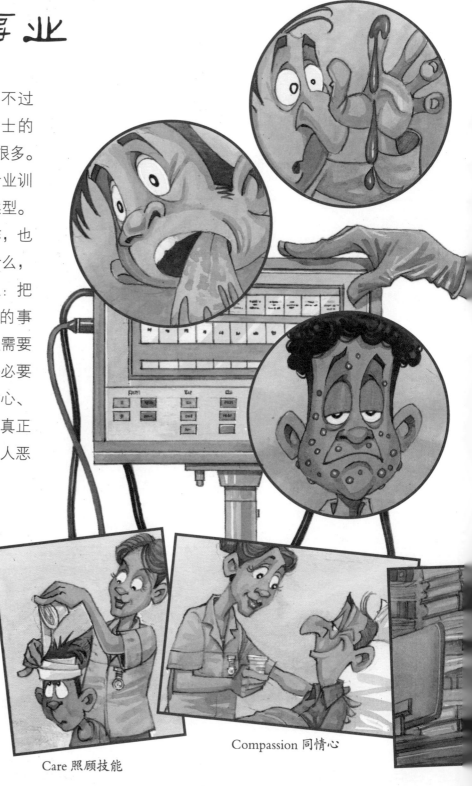

六个关键词

护士们常说，要做好自己的工作，需要六种优良品行。这六种品行在英文中可以用六个字母 C 开头的单词来描述。最好的护士便拥有这六种品行！

Care 照顾技能

Compassion 同情心

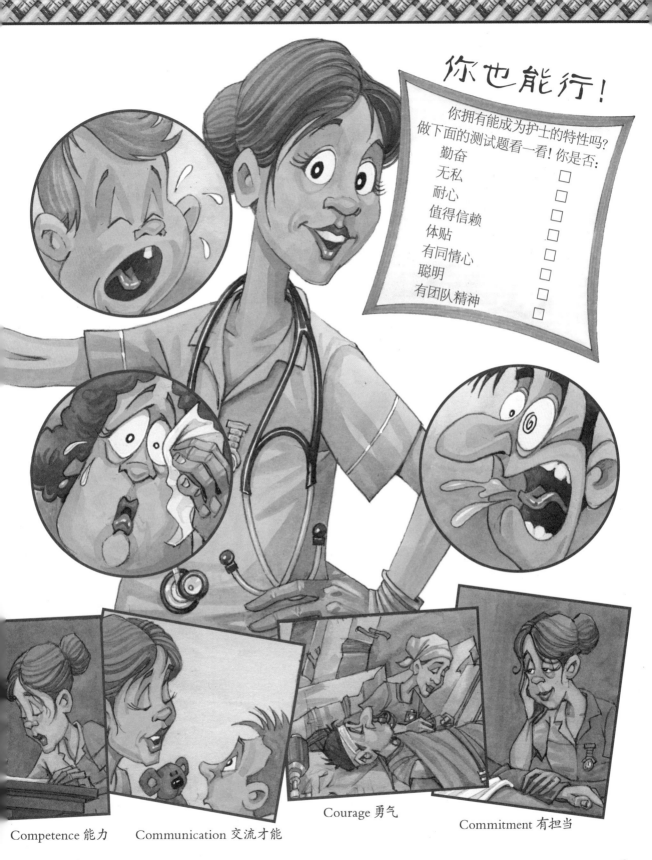

你也能行！

你拥有能成为护士的特性吗?
做下面的测试题看一看! 你是否:
勤奋 □
无私 □
耐心 □
值得信赖 □
体贴 □
有同情心 □
聪明 □
有团队精神 □

Competence 能力　　Communication 交流才能　　Courage 勇气　　Commitment 有担当

家庭护理

如今，我们生病后能得到专业护士的照料，不过这种情形的历史其实挺短的。之前，大多数人都没有专业护士照顾他们。数千年来，都是母亲、妻子和女儿在家照顾生病的家人。过去，人们认为照顾人是妇女的天性，也是妇女的职责。然而，并不是所有女性天生就拥有照顾人的技能。直到19世纪，大多数女性在家里承担照顾责任，却没有受过任何训练，只是依赖他人的建议行事，而给出建议的女性也只不过年龄大一些，或是经验更为丰富而已。这有时会带来很大的危险！

卧病在床? 直到1800年左右，某些地方的女巫可能还会端一碗她自制的草药水给你喝，当然，也许她还添加了魔力在里面。

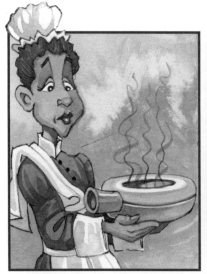

这钱用得值吗? 到了20世纪，如果你很有钱，在年迈或生病时，可以雇佣私人护士。她为人和蔼可亲又彬彬有礼，对药物却知之甚少。

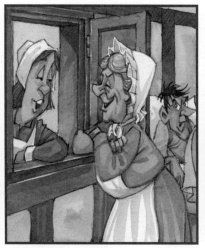

独自在家，身体不适需要照料? 大约在1850年以前，人们可以雇佣一名廉价护士伺候床前，但这名护士可能不爱干净又懒惰，而且喜欢说闲话。

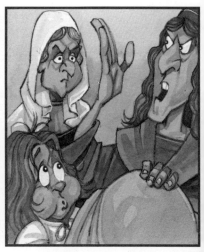

生孩子? 约公元前600年以后，人们可以赶时髦，雇佣新型产婆——男助产士！他可能比女性接受的培训多，但经验却少得可怜。

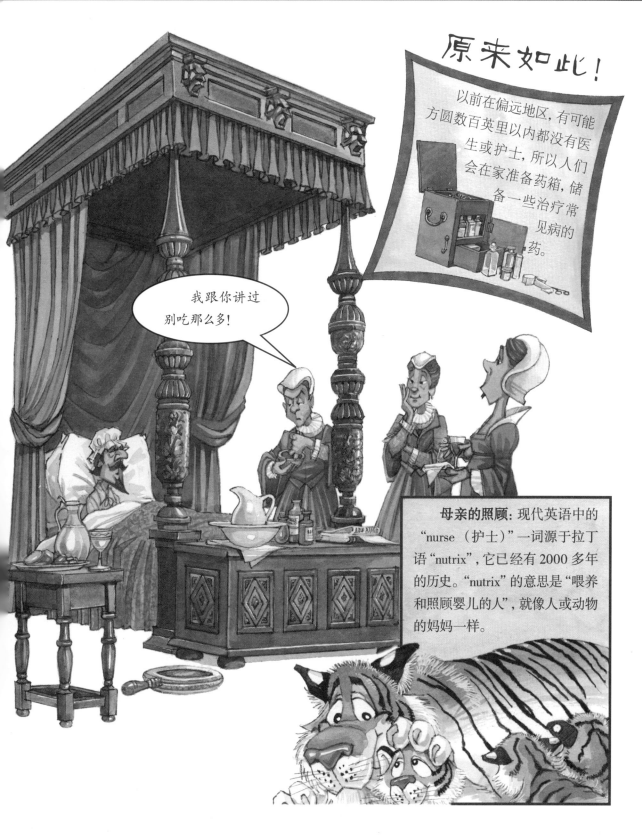

原来如此！

以前在偏远地区，有可能方圆数百英里以内都没有医生或护士，所以人们会在家准备药箱，储备一些治疗常见病的药。

我跟你讲过别吃那么多！

母亲的照顾： 现代英语中的"nurse（护士）"一词源于拉丁语"nutrix"，它已经有2000多年的历史。"nutrix"的意思是"喂养和照顾婴儿的人"，就像人或动物的妈妈一样。

照料，
并非治疗！

如今，我们很钦佩医生与护士，把他们看作英雄——与疾病作战，医治伤口，拯救生命。但在过去，有很多疾病无法治愈，护士或家人必须照顾那些永远不会康复的病人。即使医生说已经没有治好的可能，负责照顾的人仍然要做很多事：让病人的身体保持清洁，让他们吃饱穿暖、免受病痛折磨，搀扶他们上厕所等。有些照料病人的人还会提供精神安慰，给他们朗读《圣经》，和他们一起祈祷。

善良的撒玛利亚人

在信仰基督教的国家里，《圣经》中善良的撒玛利亚人的故事流传甚广：一个犹太人被强盗打劫，受了重伤，躺在路边。有一个撒玛利亚人路过时不顾教派隔阂善意照料他。这个故事蕴含了一则强有力的信息：我们所有人都应该帮助那些陷入困境的人，无论他们是什么身份。

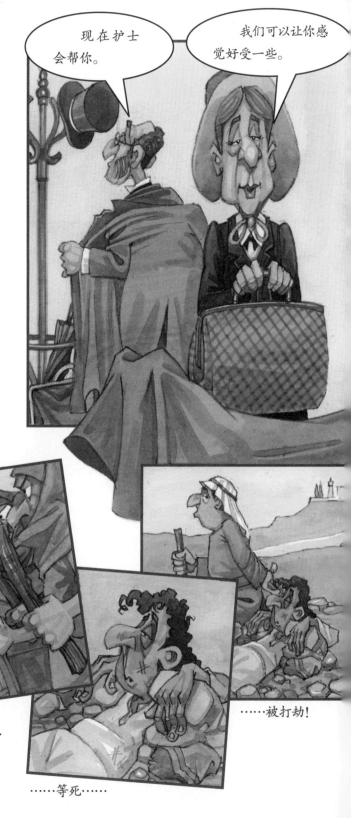

遭受袭击……

……被打劫！

……等死……

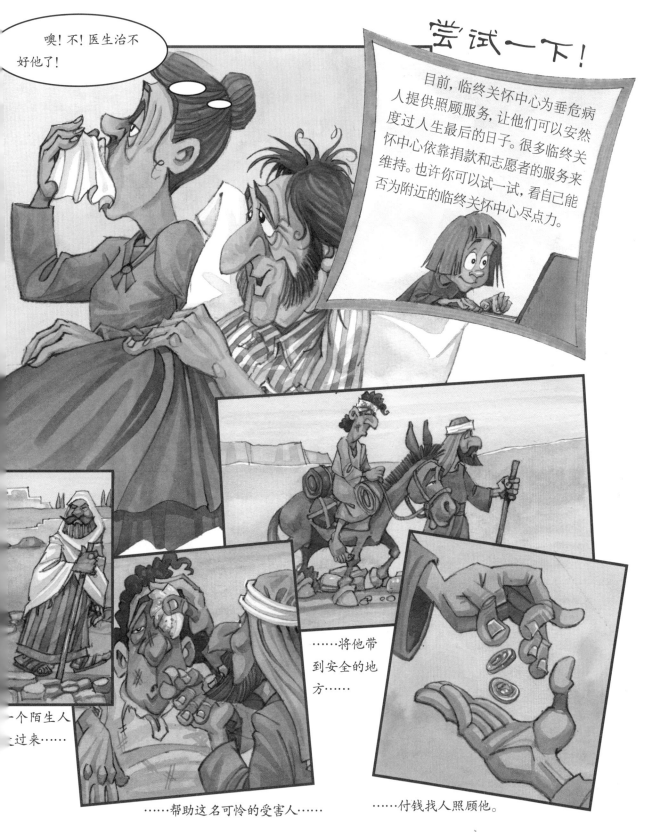

尝试一下！

噢！不！医生治不好他了！

目前，临终关怀中心为垂危病人提供照顾服务，让他们可以安然度过人生最后的日子。很多临终关怀中心依靠捐款和志愿者的服务来维持。也许你可以试一试，看自己能否为附近的临终关怀中心尽点力。

……一个陌生人……过来……

……帮助这名可怜的受害人……

……将他带到安全的地方……

……付钱找人照顾他。

治疗之所！

今天，如果我们真的生病了，可以去医院。但在过去，医院很少，那里环境也不利于健康。直到1850年左右，大部分医院仍然是慈善机构或宗教团体创立的。这些医院常常拥挤不堪，臭气熏天，而且病菌（细菌和病毒）丛生。病人被送到那里去，是因为要将他们与健康人隔开，又或者是因为家里无人照顾，到那里去等死。

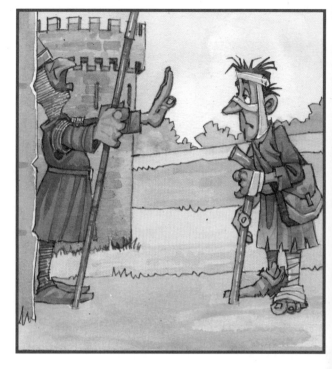

隔离。 在中世纪，为了避免被传染，人们会把病人送进远离城镇的"隔离所"。

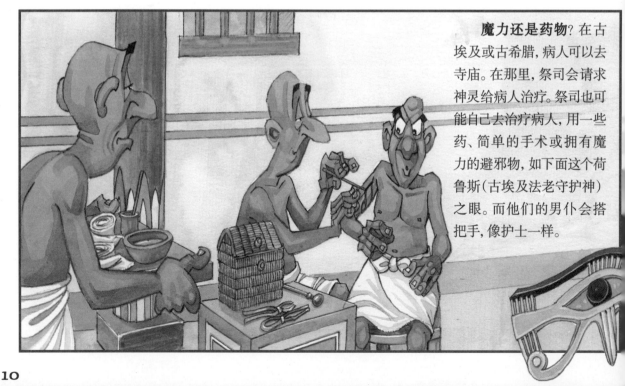

魔力还是药物？ 在古埃及或古希腊，病人可以去寺庙。在那里，祭司会请求神灵给病人治疗。祭司也可能自己去治疗病人，用一些药、简单的手术或拥有魔力的避邪物，如下面这个荷鲁斯（古埃及法老守护神）之眼。而他们的男仆会搭把手，像护士一样。

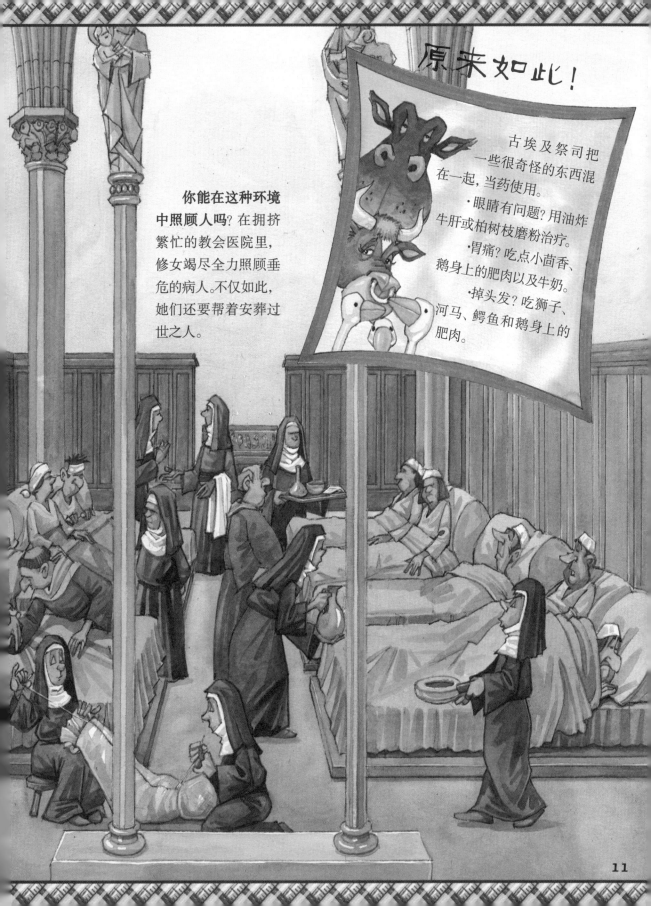

你能在这种环境中照顾人吗？在拥挤繁忙的教会医院里，修女竭尽全力照顾垂危的病人。不仅如此，她们还要帮着安葬过世之人。

原来如此！

古埃及祭司把一些很奇怪的东西混在一起，当药使用。

· 眼睛有问题？用油炸牛肝或柏树枝磨粉治疗。

· 胃痛？吃点小茴香、鹅身上的肥肉以及牛奶。

· 掉头发？吃狮子、河马、鳄鱼和鹅身上的肥肉。

新的护士!

现在,我们知道细菌会导致疾病。要想不生病,清洁卫生非常重要。但直到1850年左右,还没有人知道灰尘是危险的致病因素。医生和护士常常穿着脏衣服,而探病的人也发现医院环境非常可怕。医院不仅污秽不堪,还缺乏有营养的食物和干净的水,也缺少肥皂、绷带和药品,病人也没有得到妥善的照料。公众不禁大声呼吁:"必须做出改变!"一些勇敢的改革者决意接受挑战,开始培养新的专业护士,让医院保持超级清洁的状态。

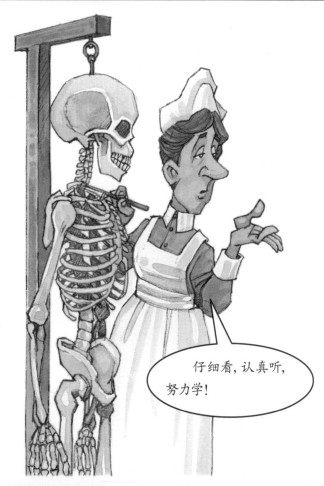

仔细看,认真听,努力学!

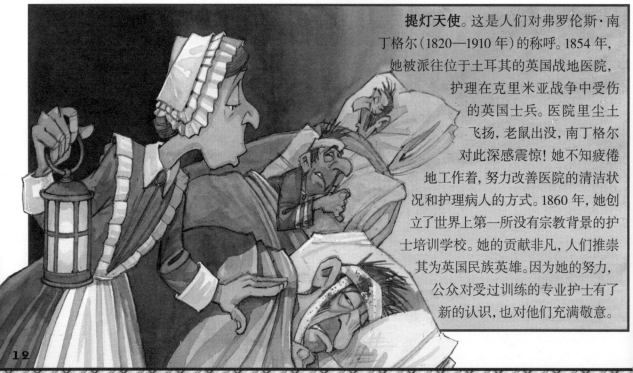

提灯天使。这是人们对弗罗伦斯·南丁格尔(1820—1910年)的称呼。1854年,她被派往位于土耳其的英国战地医院,护理在克里米亚战争中受伤的英国士兵。医院里尘土飞扬,老鼠出没,南丁格尔对此深感震惊!她不知疲倦地工作着,努力改善医院的清洁状况和护理病人的方式。1860年,她创立了世界上第一所没有宗教背景的护士培训学校。她的贡献非凡,人们推崇其为英国民族英雄。因为她的努力,公众对受过训练的专业护士有了新的认识,也对他们充满敬意。

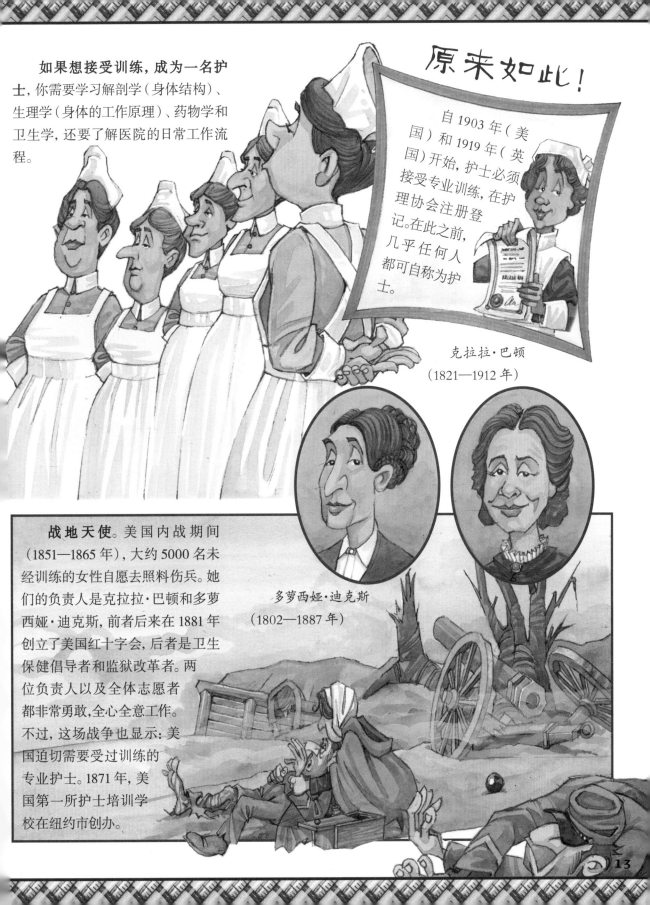

如果想接受训练，成为一名护士，你需要学习解剖学（身体结构）、生理学（身体的工作原理）、药物学和卫生学，还要了解医院的日常工作流程。

自1903年（美国）和1919年（英国）开始，护士必须接受专业训练，在护理协会注册登记。在此之前，几乎任何人都可自称为护士。

克拉拉·巴顿
（1821—1912年）

多萝西娅·迪克斯
（1802—1887年）

战地天使。 美国内战期间（1851—1865年），大约5000名未经训练的女性自愿去照料伤兵。她们的负责人是克拉拉·巴顿和多萝西娅·迪克斯，前者后来在1881年创立了美国红十字会，后者是卫生保健倡导者和监狱改革者。两位负责人以及全体志愿者都非常勇敢，全心全意工作。不过，这场战争也显示：美国迫切需要受过训练的专业护士。1871年，美国第一所护士培训学校在纽约市创办。

13

观察和交流！

护士不仅帮我们保持身体干净，让我们感到舒适。他们还倾听我们的忧虑，以我们可以理解的方式解释各种治疗方式。他们安慰那些逝去亲人的人们，给不能表达思想和感觉的病人代言。医生也依靠护士，观察病人的重要体征，例如体温、呼吸频率和脉搏。护士还需要把这些数据记录下来。这可是极其重大的责任！

看病的手。护士用手轻触你，那既是安慰你，也是在观察你的疾病症状，例如你有没有发冷或颤抖。

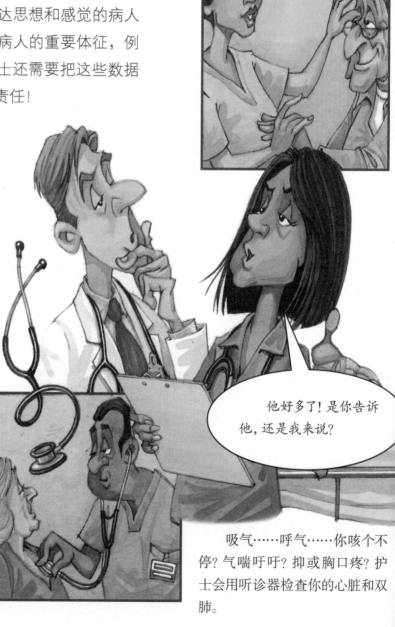

他好多了！是你告诉他，还是我来说？

太热？太冷？护士会给你量体温。如果体温过高、过低，或是不停升降，那你就可能生病了。

吸气……呼气……你咳个不停？气喘吁吁？抑或胸口疼？护士会用听诊器检查你的心脏和双肺。

搭脉。用手检查你的脉搏时，护士会计算你一分钟的心跳次数。很多时候会发现你身体出问题了，当然也可能发现你很健康。

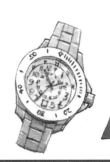

血压计。我们身体健康时，心脏是以稳定平和的压力输出血液。可如果我们生病了，血压会变得不正常，因而护士会仔细检查我们的血压。

不止是温柔细心的照料。善良又富有同情心的护士会竭尽全力安抚和鼓励病人。不仅如此，他们还为病人"代言"。如果病人上了年纪，或过于年幼，抑或是病重，无法表达自己的感受，护士便会帮病人说出其需求、恐惧和焦虑。

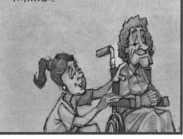

护理记录。记录体征数据极其重要。它们可以显示病人病情的严重程度，或他们康复得怎么样。弗罗伦斯·南丁格尔是第一位给病人写护理记录的护士。如今，医务人员仍然在使用这种极为有用的方法。

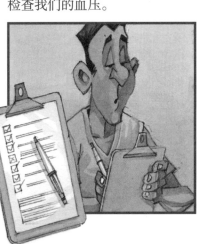

思维清晰，行动敏捷，头脑冷静

世界上很多事情会给我们带来悲剧，如战争、地震、洪水、饥荒、流行病、交通事故和恐怖袭击等。遭遇这些灾难时，我们会向谁求助？常常是护士帮助我们！除了当地的志愿者，护士通常是第一批抵达突发事件现场的人。成百上千的人要靠他们救助。护士是受过严格培训的专业人士，他们很多人都勇敢得令人称奇。然而，尽管如此，他们工作起来仍然感到压力重重，非常吃力。你做得了他们的工作吗？

灾区。有些护士受过特训，其职责是帮助遭受自然灾害(如大地震)的人。这些护士必须迅速适应环境，而且要思维敏捷。

这事儿很难，不过我受过这方面的训练！

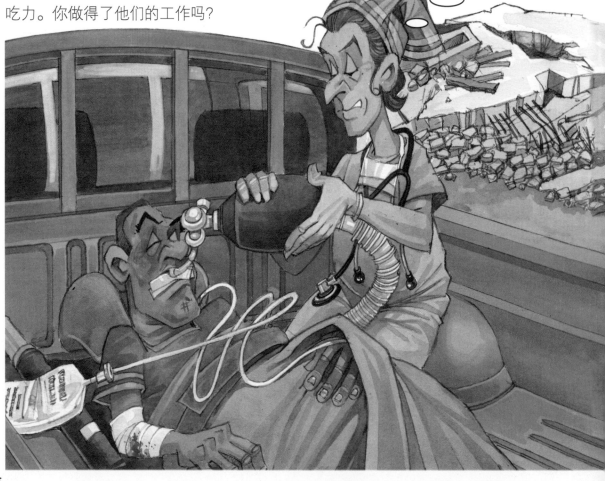

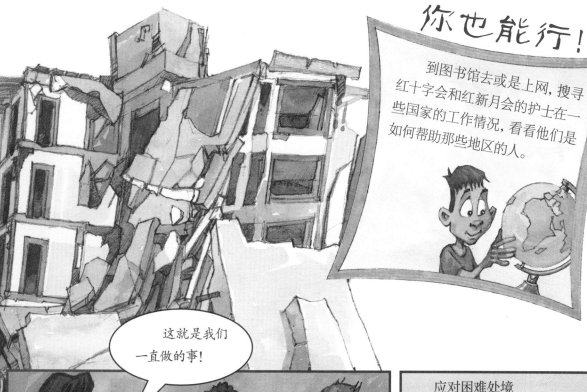

你也能行！

到图书馆去或是上网，搜寻红十字会和红新月会的护士在一些国家的工作情况，看看他们是如何帮助那些地区的人。

这就是我们一直做的事！

应对困难处境

如果你是护士，却不能应对困难处境，那么你便无法帮助他人。因此，你需要这样做：

1. 照顾好病人，也照顾好自己；
2. 好好吃饭，认真锻炼；
3. 找时间好好休息和放松；
4. 对任何问题都要畅所欲言；
5. 与人分享自己的忧虑和恐惧；
6. 接受培训，以胜任新的或艰巨的任务；
7. 多练习应对突发事件的技能；
8. 学会与人合作，富有团队精神；
9. 勇于寻求帮助或建议；
10. 有信仰或政治道德理念，并从中吸取力量。

生命的拯救者。1863 年，国际红十字会的规模还不是很大，但从那时起，经过长时间发展，现在它已成为世界上最大的人道主义（关怀）组织。目前，它拥有近 1 亿的工作人员和志愿者。他们志在帮助任何地方有需要的人。

日新月异的技术！

如果多年以前的护士坐时光机穿梭到现代社会，他们会对医院的巨大改变震惊不已！现在的护士使用最新式的电子设备救治病人，如维持病人心跳、给婴儿喂食、给病人服用剂量精确的强效药和镇痛药等。现代医疗技术还可以监控病人的重要体征，在有任何危险和变化时发出警报。现代医疗仪器非常神奇，不过操作它们时需要技能和才干。只有专业护士才能胜任，让仪器物尽其用。

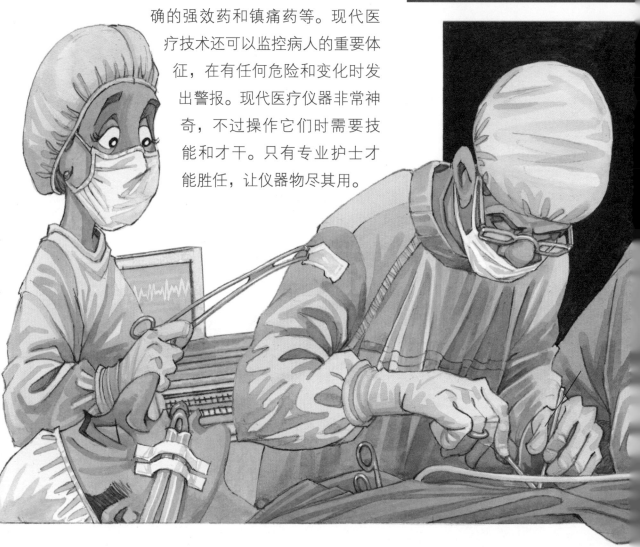

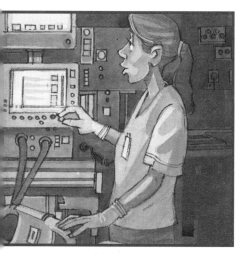

连线。希望你永远不会住进重症监护室！但如果你真的因重病被送进去，你会发现自己像被钩住一样，与很多仪器连在一起。它们用于维持你的生存，如果有必要，甚至还替你呼吸！它们把你身体每分每秒的状况都传递给护士。

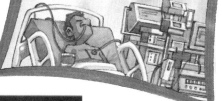
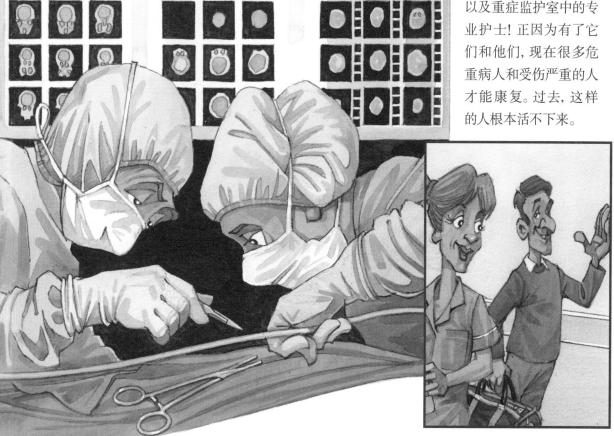

感谢各种现代技术以及重症监护室中的专业护士！正因为有了它们和他们，现在很多危重病人和受伤严重的人才能康复。过去，这样的人根本活不下来。

照料需要勇气

如果并非迫不得已，你敢直面死亡和危险吗？成千上万的女性在战争中死去，她们是护士志愿者，去照顾战斗中受伤的军人，配药，清洗染上鲜血的军服，铺床叠被，包扎伤口等，为拯救生命出力——她们的勇敢精神赢得了世人的尊敬和钦佩。最初，战争中的护士志愿者没有组织，也没接受过培训。但弗罗伦斯·南丁格尔一直在努力奋斗，决心把专业护士送到所有的英国部队医院去，1866 年，她成功地做到了这一点。1901 年，美国成立了陆军护士军团。

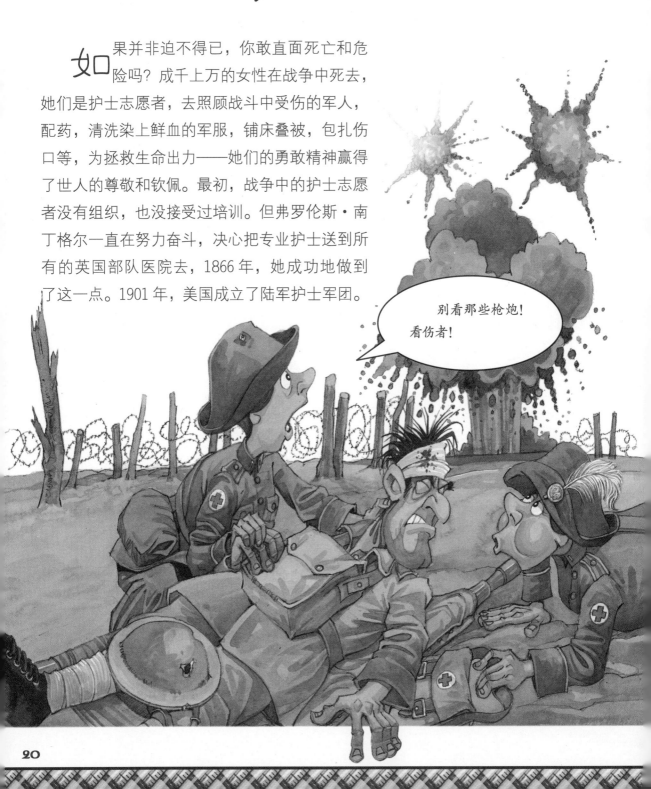

别看那些枪炮！看伤者！

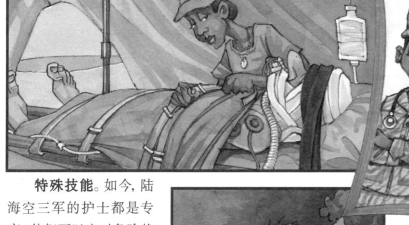

现代的军队护士需要经过多方面的训练，除了护理技能以外，还要接受体能、纪律和战斗能力训练。他们必须和野战部队一起行动，所处的环境也极其危险。

特殊技能。如今，陆海空三军的护士都是专家。他们可以应对危险状况并展开急救，可以给伤员做手术、处理烧伤，甚至做整形手术。

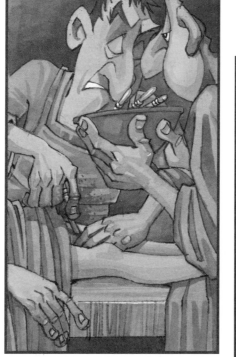

同情和安慰。玛丽·西戈尔（1805—1881年）从牙买加去往英国，然后又到了克里米亚战场。她开了一家旅店，为英国伤兵服务，为他们提供食物和饮料，让他们暖身，还用加勒比海草药方子配药帮助伤兵镇痛。

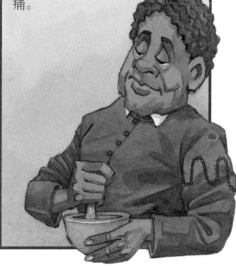

不够坚强？数百年来，部队里的护士都是男性。军官们认为，女性不能适应战场上的恶劣条件。但是，女性护士志愿者用行动证明他们错了！

社区服务

你永远不知道什么时候会遇到护士！如今，专业护士不仅在医院工作，也会出现在其他不同的地方，有时是人们上班之地，有时又是大众度假之所。护士工作的地方多种多样，如办公室、工厂、机场、建筑工地、大型购物中心、社区中心、电影外景拍摄地以及体育馆等。有的人年纪太大或病得太严重，无法去医院看病，护士还会去他们家里探病。护士也会开办小型诊所，治疗小病和小伤；还会开设培训班，教人们一些日常生活用得上的知识，例如健康的生活方式、温和的锻炼方法、照料婴儿的好方法，以及急救知识等。

健康，你好! 1859 年，最早的社区服务中心在英国创立，一些好心人捐款请护士去探望贫民窟的居民。

这是我们的最新产品，试试看！

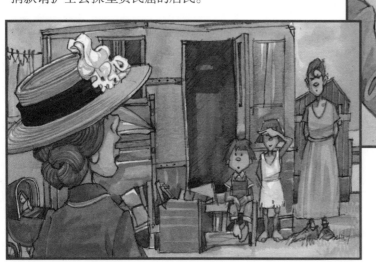

不同的际遇。 护士有时也会做其他工作，如成为科研工作者、医药公司的销售员，或是企业、政府和媒体的顾问。

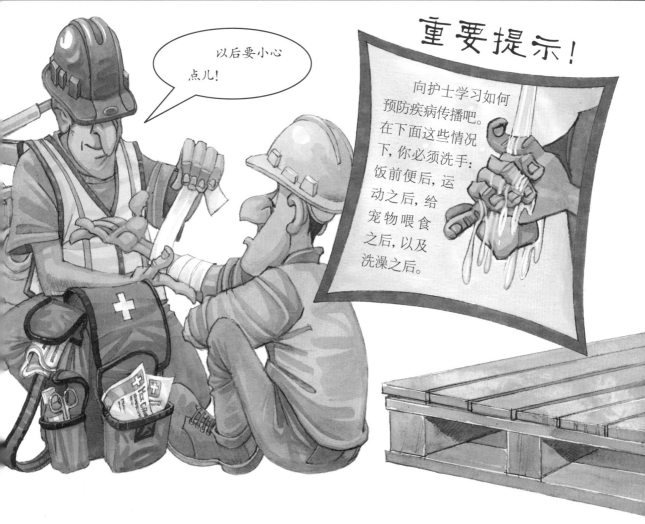

以后要小心点儿!

重要提示!

向护士学习如何预防疾病传播吧。在下面这些情况下,你必须洗手:饭前便后,运动之后,给宠物喂食之后,以及洗澡之后。

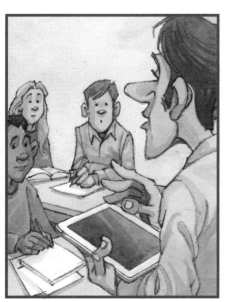

多多学习。预防远胜治疗!护士给年轻人开讲座,教他们保持健康的方法,回答有关健康的疑问。

妈妈和婴儿。受过专业训练的护士去新妈妈家探望,检查婴儿的生长情况和妈妈的健康状况。

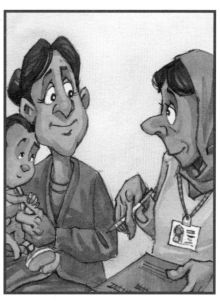

护理行业的过去、现在和将来

护理是世界上最具悠久历史的行业之一，但数百年来，这个行业已经发生了巨大变化。如今，护士仍然在学习新的技能和技术，以跟上医疗行业的最新发展；他们是医院和社区医疗队伍中的成员，帮助拯救数以百万计的生命；他们也会去危险或是落后的地方，为那里的人们带去更好的医疗服务。无论护士的工作是什么，也无论护士在哪里工作，我们真的离不开他们！

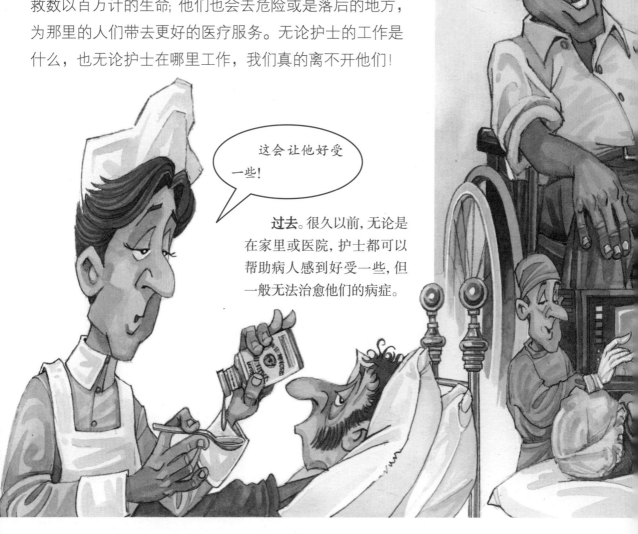

这会让他好受一些!

过去。很久以前，无论是在家里或医院，护士都可以帮助病人感到好受一些，但一般无法治愈他们的病症。

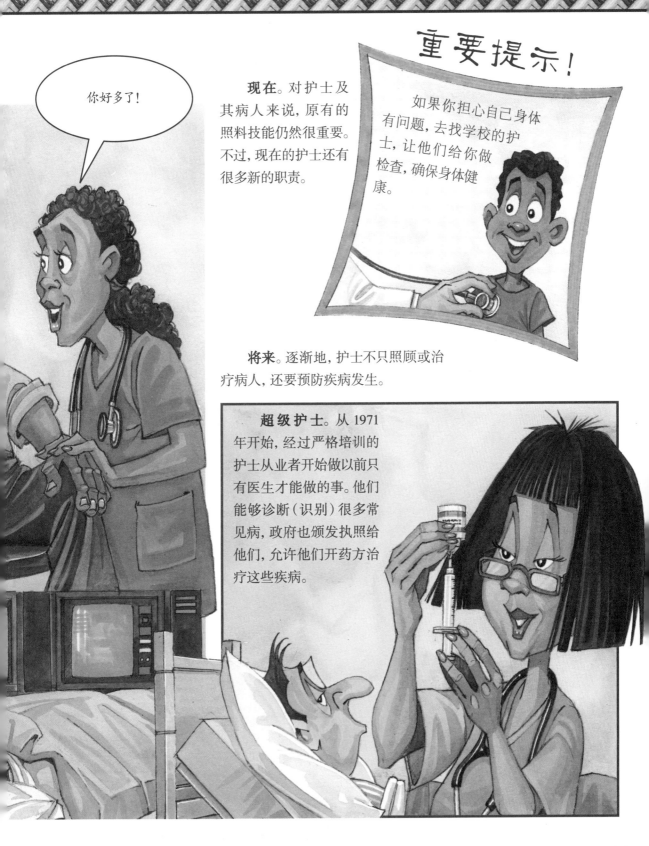

你好多了!

现在。对护士及其病人来说，原有的照料技能仍然很重要。不过，现在的护士还有很多新的职责。

重要提示!

如果你担心自己身体有问题，去找学校的护士，让他们给你做检查，确保身体健康。

将来。逐渐地，护士不只照顾或治疗病人，还要预防疾病发生。

超级护士。从1971年开始，经过严格培训的护士从业者开始做以前只有医生才能做的事。他们能够诊断（识别）很多常见病，政府也颁发执照给他们，允许他们开药方治疗这些疾病。

术语表

Amulet　**避邪物**　避免邪祟的物品。

Anatomy　**解剖学**　研究生命体的结构和组织的学科。

Assess　**评估（病人）**　识别问题，以便选择下一步的最好方案。

Bacteria　**细菌**　单细胞微生物，生活中无处不在。有些种类会致病，有些则无害，甚至有益。

Commitment　**有担当**　对工作（或人）非常投入，能承担责任和义务。

Compassion　**同情**　对别人的遭遇产生共鸣。

Competence　**能力**　有技能，能胜任某项工作的主观条件。

Diagnose　**诊断**　研究病人的症状，识别疾病。

Hospice　**临终关怀**　温柔地抚慰和照顾垂危病人的医疗护理，可以在家里，也可以在临终关怀中心进行。

Humanitarian　**人道主义**　帮助和照顾有需要的人。

Infect　**感染**　受到传染。

Inhaler　**吸入器**　一种医疗仪器，把一定剂量的药物通过口腔吸入身体。

Instinct　**本能**　天生的本领和举止行为。

Intensive care　**重症监护室（也称特护病房）**　装备特殊仪器的医院病房，还配有特殊的护士团队。他们负责照顾危重病人，监控他们的病情。

Lice　**虱子**　微小的吸血昆虫，寄生在人类或其他动物身上。

Pest house　**隔离所**　中世纪时安置患上传染病之人的地方。这些人被锁在里面，以防他们把病传染给其他人。

Physiology　**生理学**　研究生物功能活动的生物学学科。

Plastic surgery　**整形手术**　改变病人长相的手术，或是让病人受损肢体复原的手术。

Prescribe　**开处方**　选择并写出最适合病人的药，有时是治疗疾病，有时是减轻痛苦。

Professional　**专业人士**　受过良好专业培训、具备专业技能并依赖此类技能为生的职业人士。

Quaker　**贵格会教徒**　教友派信徒，贵格会（或教友派）是基督教新教的一个派别，成立于 17 世纪 50 年代。世界上很多地方都有贵格会教徒。他们主张和平、忍耐、平等和社会公义。

Remedies　**治疗法**　用于治疗疾病的药物或其他物质。

Stethoscope　**听诊器**　一种医疗仪器，医生和护士用来检查病人的心脏、肺部、胃部和血压。

Surgery　**手术**　治疗手段之一。医生会在病人身体上进行治疗，如切除、缝合等。

Symptoms　**症状**　疾病引起的身体变化（如肿胀或起疹子）和 / 或疼痛。尽管不同的疾病会有不同的症状，但每一种疾病都有其特殊症状。

Virus　**病毒**　一种体积微小的致病有机体，只能在人类和动植物体内的细胞里存活。

Vital signs　**重要体征**　身体的各种运转功能，如心跳、血压和体温，这些能提供病人健康状况或疾病方面的重要信息。

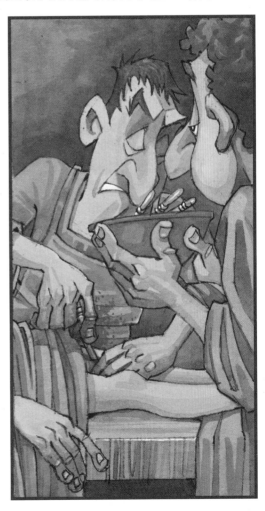

英雄护士

除了书中出现的那些著名女性，护理界还有很多英雄，下文列出了其中一部分。你自己可以去查找资料，发现更多的英雄护士。

伊丽莎白·弗莱（1780—1845 年）

弗莱是贵格会教徒。受教义激励，她倡导监狱改革，帮助无家可归的人，提升护理水平。1840 年，她在伦敦创建了一所小型护士学校。后来，她培养的一些护士曾与弗罗伦斯·南丁格尔一起工作。

玛丽·伊莉莎·马霍尼（1845—1926 年）

她的父母是被解放的奴隶。1879 年，马霍尼成为专业护士，是非裔美国人中第一位受过专业训练的护士。她的护理技能得到了人们的高度赞扬。不仅如此，她还呼吁人们不要歧视少数民族护士。

丽莉安·沃德（1867—1940 年）

一些大城市的贫穷现象和疾病状况让沃德深感震惊。1893 年，她在纽约最先开办了公共医疗中心。沃德手下的护士不仅照顾病人，还免费为人们检查身体，提供保健建议。他们还致力于改善人们的饮食、居住、教育和福利条件。

玛丽·布勒肯利奇（1881—1965 年）

布勒肯利奇曾住在肯塔基州乡下，周围没有医生和护士。在她的两个孩子都夭折后，她发誓要帮助其他母亲以及她们的家人。她接受培训后成为护士，也是一名助产士。而后，在 1925 年，她创办了边疆护理服务中心。如今，该中心仍然在培训护士，并将他们派往偏远地区。

特蕾莎修女（1910—1997 年）

特蕾莎修女出生的地方现在属于马其顿共和国。她成为一名修女，后来又去了印度，在贫民窟里照顾生命垂危的人。她把自己的一生献给了"穷人中最穷的人"，并在 100 多个国家招收了成千上万的护士协助她。

哈热尔·约翰生 – 布朗（1927—2011 年）

布朗有着辉煌的事业。她曾在美国陆军护士军团担任负责人，后来又成为现代护士教育的领军人物。1979 年，她成为准将。这是第一位非裔美国女性获此殊荣。

你知道吗?

在民意调查中, 护士通常被认为是"最值得信赖的专业人士"。

在照料病人时, 医院护士通常每天要走至少 6 千米的路。

医院并非一直是安全的地方。据报道, 每年有超过 35000 名美国护士在工作时背部会受伤, 大部分是抬起或移动病人时造成的。

2010 年, 研究者发现, 在 10 小时的上班时间里, 护士平均要洗手约 100 次。

日本工程师发明了机器人来接管护士的一些简单工作, 例如给病人洗澡、搀扶病人上厕所等。

在美国和英国, 护士人数约为医生人数的 4 倍。

从世界范围来看, 每 10 名护士中就有 1 名是男性。

如今, 世界上有超过 2000 万名受过训练的护士, 但他们在全球的分布并不均衡。

非洲大约有 80.5 万名护士, 平均下来, 每 1 万人中有 11 名护士。

北美洲和南美洲有 525.9 万名护士, 即每 1 万人中有 61 名护士。

欧洲有 662 万名护士, 即每 1 万人中有 75 名护士。

照顾病人时的注意事项

2000 多年前, 在古希腊, 医生会指导仆人如何照顾病人。尽管那些仆人不能治愈病人的伤口或是疾病, 却能使病人感觉好受一些。那些医生的护理建议非常有用, 如今的专业护士仍会遵循其中的很多注意事项。

古希腊人建议:

- 床要保持干净、舒适

- 床单和被子要轻便, 便于清洗

- 环境要安静, 让人舒心

- 空气要新鲜, 但窗门不能大开

- 食物要有营养, 要喝水

- 吃饭时保持安静, 不要打扰病人

- 洗热水澡或按摩, 帮助病人减轻疼痛

- 用芬芳的油与柔和的音乐营造舒适宜人的氛围

- 轻轻抚摸感到焦虑或恐惧的病人, 安慰他们

- 病房要朴素简单, 灯光不要太亮, 颜色不要太刺眼, 图案也要和谐

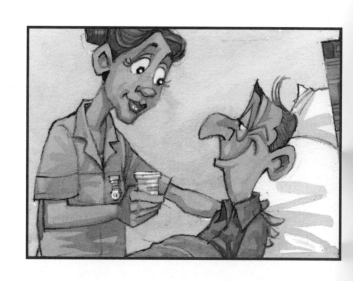

致　谢

　　"身边的科学真好玩"系列丛书在制作阶段,众多小朋友和家长集思广益,奉献了受广大读者欢迎的书名。在此,特别感谢妞宝、高启智、刘炅、小惜、王佳腾、萌萌、瀚瀚、阳阳、陈好、王梓博、刘睿宸、李若瑶、丁秋霖、文文、佐佐、任千羽、任则宇、壮壮、毛毛、豆豆、王基烨、张亦尧、王逍童、李易恒等小朋友。

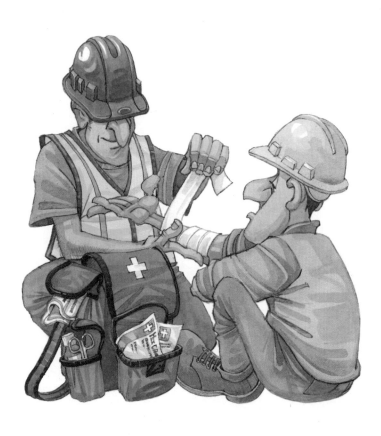